Un Mot sur la nouvelle Médecine

L'HOMŒOPATHIE

et sur la vie de

SAMUEL HAHNEMANN

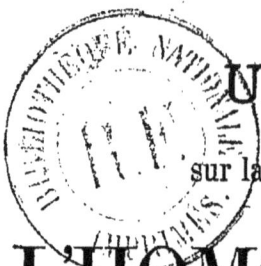

UN MOT

sur la nouvelle Médecine

L'HOMŒOPATHIE

et sur la Vie de

SAMUEL HAHNEMANN

son Fondateur

PAR

UN DE SES PREMIERS DISCIPLES *(F. Perrussel*

« Quand il s'agit de l'art de guérir
« négliger d'apprendre est un crime. »

HAHNEMANN.

VALENCE, IMPRIMERIE JULES CÉAS ET FILS.

1872

Nos relations médicales avec Valence, nous ayant appris combien l'Homœopathie y est mal connue, même défigurée et calomniée, nous avons cru devoir éclairer le public sur cette si importante découverte, par les articles suivants confiés au journal le plus répandu de la localité.

LA PEUR

DE L'HOMŒOPATHIE

« L'homme est de feu pour le
mensonge, et de glace pour
la vérité. »
(La Rochefoucault.)

Monsieur le Rédacteur,

Permettez-moi d'avoir recours à l'honorable pu-
blicité de votre journal, pour chercher à éclairer un
certain nombre de vos lecteurs, sur la peur qu'on
leur fait de l'*Homœopathie*. Il y a là un service réel
à rendre aux classes souffrantes, j'aime à penser que
vous voudrez bien m'aider dans cette tâche difficile
et du plus haut intérêt.

L'Homœopathie, est aujourd'hui, qu'on le veuille
ou non, une médecine reconnue, acceptée, et qui a
gagné par les voies les plus dignes de la science et de
la charité, en France, en Europe et en Amérique, ses
droits de cité et de haute bourgeoisie. Partout elle
compte des praticiens honorables et des milliers de
malades reconnaissants et dévoués.

A Paris, depuis 1870, deux hôpitaux fonctionnent et
ont rendu de grands services pendant nos désastres.
A Lyon, les Valentinois, en s'y rendant, apercevront,
du wagon, sur les bords du Rhône, un vaste établis-
sement surmonté d'une croix, c'est l'hôpital homœopathique qui vient d'entrer en fonction.

Plusieurs sociétés médicales homœopathiques for-
mées de vieux et jeunes médecins de l'ancienne école,
existent à Paris, et publient des journaux qui s'échan-
gent avec ceux de l'Europe et du Nouveau-Monde.

Des cours d'enseignement ont été autorisés à la Sorbonne, sous le ministère Duruy.

Enfin, toutes les épidémies qui ont décimé notre malheureuse patrie ont prouvé, au grand jour, que cette médecine n'était pas, du tout, ce que des ennemis intéressés ont osé dire d'elle, savoir : qu'*elle était dangereuse et n'employait que des poisons.*

Or, c'est là une insigne calomnie, qui ne peut sortir que de la bouche de gens aveuglés par un sordide intérêt ou la plus complète ignorance. On ne le comprendra que trop, après avoir lu et bien médité ce qui va suivre :

Les remèdes de l'homœopathie sont tirés comme ceux de l'*Allopathie* (l'autre médecine), des trois règnes de la nature ; le règne végétal est celui qui en fournit le plus. Comment donc ces remèdes, tirés de la *même source* seraient-ils plutôt des poisons en homœopathie qu'en Allopathie.

De plus, nous aurons le courage comme nous avons le droit et le devoir de le dire : *Si ces remèdes pouvaient être des poisons, ce serait bien plutôt en Allopathie qu'en homœopathie.* Voici pourquoi :

Les remèdes *allopathiques* sont donnés presque en nature, tels qu'on les trouve, et à *fortes* doses ; tandis qu'en homœopathie ils subissent de telles préparations et dilutions, et sont réduits à des doses tellement *infinitésimales*, que bien des médecins qui ne les ont ni étudiés ni employés, soutiennent que ce *n'est rien et qu'ils ne peuvent faire ni bien, ni mal,* ce qui est loin, très loin comme on le voit, d'être dangereux ou du poison comme d'autres médecins ont tort de le dire. Cette contradiction n'est-elle pas une condamnation déjà des ennemis de l'homœopathie?

Donc, sans aller plus loin et, pour ne pas abuser de l'hospitalité qui nous est accordée dans ce journal; qu'il nous suffise de dire :

Que l'Homœopatie est un progrès incontestable, une découverte des plus importantes, toute dans l'intérêt de l'humanité bien plus que des médecins ;

Qu'elle exige de profondes études dans les deux médecines et un dévouement à toute épreuve ;

Qu'elle ne doit jamais être *mélangée* avec d'autre médecine, et qu'on ne doit administrer qu'un *seul* remède, à la fois, et le mieux approprié par sa *préparation* et *sa dose;*

Qu'enfin, si des insuccès, des aggravations ont été occasionnés, c'est qu'elle aura été mal comprise et mal étudiée, d'où la nécessité absolue de s'en occuper *exclusivement.*

Ceci dit et bien compris, en négligeant même tout ce qu'il y aurait à dire encore sur ce vaste sujet: répétons qu'il ne peut pas y avoir de peur possible de l'homœopathie, *autre* que celle que des esprits malveillants ou de mauvaise foi peuvent avoir intérêt à propager.

Que les malades et les médecins dignes de ce nom, se rassurent donc : les prétendues victimes que l'homœopathie passe pour avoir *empoisonnées se portent toutes bien,* et proclament partout ses bienfaits incontestables.

Ce serait le cas, peut-être, de dire, ici, ce que c'est que l'Homœopathie ; sur quels principes elle repose ; qu'elle fut découverte par un des plus grands génies de l'humanité, le Dr *Hahnemann;* qu'elle fut introduite en France, à Lyon, par le Dr Cte Des-Guidi, en 1830, près duquel nous l'avons étudiée.

En 1832, les bienfaits répandus par ce savant docteur étaient déjà en si grand nombre, qu'un sentiment de reconnaissance bien naturel entraîna une partie des notables de Lyon, à faire frapper une médaille commémorative pour consacrer ce grand événement.

A la tête de la commission chargée de cet acte de civisme, figuraient MM. Brollemann, Cazenove, Victor Arnaud, Arlès Dufour, dont les noms, on le sait, sont restés au livre d'or de la noblesse commerciale de Lyon, et dont par conséquent l'assentiment devait être d'une haute garantie et d'une haute portée.

Le docteur Des-Guidi, n'est mort qu'il y a quelques années, à l'âge de 94 ans passés, et la comtesse sa veuve, en 1869, à l'âge de 99 ans.

Quelle belle preuve en faveur de cette médecine !

Nous supplions donc, nos honorables confrères, de s'en occuper sérieusement, pouvant les assurer, après plus de trente ans de cette pratique, que c'est bien, dans toutes les maladies la meilleure méthode à appliquer et la *seule* qui réponde bien au précepte de Celse, de guérir *Cito, tuto et jucundè*, promptement, sûrement et *agréablement*.

Prochainement, nous publierons une deuxième lettre qui renseignera médecins et malades, et prouvera à tous, que si l'homme est de feu pour le mensonge, *il devrait l'être bien plus encore pour la Vérité*.

Valence, ce 12 août.

Dʳ F. PERRUSSEL,

Ancien interne des hôpitaux, Président d'Honneur du comité médical de l'Hôpital homœopathique *Hahnemann* de Paris, etc.

Réponse du docteur SÉGUY.

Monsieur le Rédacteur,

Permettez-moi d'insérer dans votre journal ces quelques lignes à propos d'une lettre écrite sur l'homéopathie, par M. Perrussel, dans votre numéro du 18 août.

Ce n'est pas dans un journal politique commercial ou littéraire qu'un médecin vraiment [digne de ce nom doit écrire des articles ayant trait à son art.

Prendre cette voie surtout pour vanter tel ou tel système en médecine, c'est friser le charlatanisme, c'est faire de la réclame.

Sans nul doute, parmi les lecteurs d'un journal, il y en à beaucoup qui sont intelligents, instruits même, mais pour le plus grand nombre un article de médecine, quel qu'il soit, est pour ainsi dire de l'hébreu.

Pourquoi donc faire miroiter à leurs yeux les avantages de tel ou tel système sur tel ou tel autre?

Notre science qui est la plus belle et au-dessus de toutes les autres, puisqu'elle a pour but le soulagement de l'humanité, est remplie de difficultés, et il faut des études sérieuses, approfondies et une pratique de tous les jours pour ne pas s'exposer à chaque pas à commettre des erreurs irréparables.

Ceux qui sont étrangers à cette science peuvent-ils alors se former une opinion exacte et accepter comme vraies les idées médicales émises dans un journal politique par un homme qui sera peut-être passionné pour son système et enthousiaste jusqu'à la négation de tout autre que le sien ?

Assurément, non.

C'est donc en imposer à ces personnes que de leur vanter ainsi ce que l'on préfère.

Alors, que M. Perrussel (je suppose qu'il est docteur), me permette de lui donner le conseil de s'adresser directement à ceux qui sont compétents sur la matière, à ses confrères, en un mot, qui seront heureux de lui voir mettre à contribution la *Presse médicale* pour l'exposition de ses idées, d'abord parce que c'est la voie la plus digne, ensuite parce que seul, le confrère a le droit de les discuter, les accepter, ou les mettre de côté sans passions ou sans parti pris.

De cette polémique courtoise loyale que peut-il résulter ! d'abord l'intérêt des malades (c'est à cela que doivent tendre tous nos efforts) ; ensuite la confiance du public pour le médecin conscienciux, la bonne harmonie entre tous les membres du corps médical et l'opinion favorable que l'on aura de notre dignité professionnelle.

Chabeuil, 18 août 1872.

Docteur C. SÉGUY.

HISTOIRE

DE

L'HOMŒOPATHIE

« La routine au progrès veut disputer
l'empire
Le progrès toujours marche, et la routine
expire. »

C'est bien là l'histoire de l'humanité, celle des découvertes, des vérités, et ce sera aussi celle de l'homœopathie.

On niait, un jour, le mouvement devant un philosophe, un sage ; que fit-il pour en donner la preuve ?
se mit-il à pérorer, discuter ? Non....il se leva tout
simplement, et marcha, marcha droit devant lui.

Ainsi dut faire l'homœopathie.

Et cependant, pour obéir à un sentiment de dignité
scientifique et ne point déroger aux égards dus aux
corps académiques, protecteurs nés de toute science,
de toute découverte, Elle s'adressa, dès 1835, (1) à
l'académie de médecine, sans en obtenir qu'une fin
de *non-recevoir*, qu'exercèrent à son égard comme

(1) Nous fûmes un des signataires de la pétition, en qualité de
secrétaire adjoint.

une consigne, les médecins de toute réputation, de tout système, qui lui firent en plus, fermer l'entrée aux hôpitaux et à la *presse médicale.*

Des internes lauréats et distingués de Paris, furent exclus des concours comme *entachés* d'homœopathie.

Ceci est de l'histoire, et révolte au delà de toute expression, en songeant que nous sommes en plein XIX° siècle, siècle prétendu de lumière et de liberté.

Et des cœurs naïfs animés sans doute des meilleures intentions viendraient encore nous dire de nous adresser à l'académie, aux journaux de médecine, ajoutant que ce n'est que là, que nous trouverons justice, et que s'adresser au public, ignorant de ces questions élevées, c'est *déroger aux convenances à la dignité doctorale et friser la réclame,* etc., etc.

Pauvres gens! ils ignorent donc ce vieil adage : *nul n'aura de l'esprit que nous et les nôtres;* et que la plupart des académies et des savants ressemblent trop encore aux statues de l'Évangile, *qui ont des yeux pour ne point voir, et des oreilles pour ne point entendre.* De plus, connaissent-ils donc assez peu le cœur humain, pour ne pas savoir qu'on ne descend pas volontiers du piédestal où vous ont élevés les travaux; les services mêmes les plus glorifiés; et qu'une découverte, enfin, surtout en médecine, déplace toujours tellement le niveau des positions, des intérêts, qu'il faut être par trop naïf, pour croire qu'on puisse facilement l'accepter, sauf de rares et grandes vertus et exceptions.

Du reste, l'histoire est là toute palpitante des douleurs, des persécutions, des tyrannies subies par les inventeurs de toute classe, pour témoigner en faveur de notre thèse.

Ainsi, pour ne pas sortir de la médecine, qui donc peut ignorer aujourd'hui ce qui est arrivé, dans ce genre ? Savoir :

1° Pour le Quinquina, pour lequel il ne fallut pas moins que la volonté du Grand Roi Louis XIV pour forcer la main à l'Académie ;

2° Pour la découverte de la circulation du sang, par Harvey ;

3° Pour l'admission de l'antimoine, du mercure, de l'émétique, etc.;

4° Pour la vaccine et tant d'autres précieuses découvertes, aujourd'hui acclamées de toute part.

Vraiment, le sens commun et la froide raison comme la vraie dignité se révoltent à de pareils souvenirs !

Détournons donc nos regards de ces pages lugubres, et nous en rapportant uniquement au jugement sain des intelligences diverses, qui lisent et méditent les feuilles politiques et littéraires de toutes nuances, confions leur comme à des juges suprêmes, les *principes sévères* et les *faits concluants*, qui militent en faveur des découvertes nouvelles, et surtout de CELLE que nous croyons la plus simple, la plus vraie, la plus scientifique, la plus utile, la plus dévouée au bonheur de tous, amis et ennemis.

Et s'il était permis de mêler le divin au profane ou ce qu'il y a de plus élevé, de plus sublime à ce qu'il y a de plus simple et de plus vulgaire dans l'ordre humain, nous pourrions demander à nos honorables contradicteurs :

A qui donc Jésus de Nazareth confia-t il le secret de ses pensées, de ses paraboles, qui renfermaient en germe la doctrine sublime qui devait remplacer le monde payen et barbare, par le Christianisme et la civilisation ? A qui ? ?

S'adressa-t-il aux pharisiens, aux scribes, aux docteurs de la loi, dont il venait renverser les fausses maximes et le pouvoir, et qui le firent crucifier ? non, non.

Il s'adressa aux *simples* d'esprit et de cœur, aux

hommes de *bonne volonté* que rien n'avait *faussés* encore ; à de *pauvres pêcheurs* du Jourdain, à qui il confia la plus simple, la plus douce, la plus fraternelle des sciences, des vérités, et à qui il dit ensuite ; *allez, enseignez toutes les nations. Ite, docete omnes gentes.*

Sans aucun doute, le s corps savants devraient avoir entre autre mission, d'abord celle de recevoir, d'entendre, de méditer toute proposition scientifique, tout projet, tout plan de découverte, pour les livrer ensuite au monde appelé à en profiter. Hélas ! on sait s'il en est ainsi, et si ce n'est pas tout le contraire qui s'observe.

Les apôtres de toute vérité, de toute science pratique et utile, trouveront donc grâce devant l'humanité et devant l'histoire, en raison de l'importance réelle de leur mission et des services qu'ils auront rendus. Tel est, en effet, le mobile élevé qui anime notre nouvelle école et ses nombreux propagateurs, qui, à l'exemple du philosophe qui se mit à marcher pour prouver le mouvement qu'on niait obstinément devant lui, n'ont eux aussi, en face des adversaires qui ne veulent pas les entendre, qu'à marcher aussi droit devant eux, enseignant et guérissant le plus possible, pour faire partout la lumière autour d'eux.

C'est là ce qui fit Hahnemam, dont nous allons enfin, après cette longue et si pénible digression, tracer la vie simple, laborieuse, désintéressée, et remplie de péripéties douloureuses, de persécutions même comme celle de tous les vrais génies et martyrs de notre triste humanité.

Vie de Hahnemann.

Ce fut en 1755, que naquit Hahnemann, le fondateur de l'Homœopathie, en Saxe, dans un petit village près de Leipsig à Meissen.

Il vint le douzième enfant d'un pauvre peintre sur porcelaine et reçut les noms de *Christian, Frédéric, Samuel*, c'est surtout ce dernier qui lui fut spécialement attribué. Sa première enfance fut pareille à toutes, et se passa entre les caresses que la douceur de son caractère provoquait chez sa mère, et les travaux incessants du pauvre ouvrier.

Tout était simple, obscur et misère, dans cette mansarde où venait de naître une des plus grandes lumières du monde, un des plus grands génies de l'humanité auquel des statues s'élèvent déjà, et s'élèveront bien plus encore, dans les deux mondes, où sa découverte se répand et grandit de jour en jour.

Le jeune Samuel Hahnemann fut bientôt mis à l'école du village, où il se distingua par son assiduité et son extrême facilité à tout apprendre, tout concevoir, tout retenir. Ses progrès, en peu d'années, furent tels, que sa petite réputation d'enfant de génie, se répandit au loin et que l'autorité devinant ce qu'il pourrait être un jour, décida de faire les frais de toutes ses études.

Il fût donc envoyé à Leipsig, à peine à l'âge de dix ans, et à 14, il remplaçait déjà le professeur dans sa classe. On sait que Mozart à peine âgé de sept ans composait des symphonies admirables, et que

Pascal, à douze ans, pouvait professer les mathématiques. Hahnemann était de cette race exceptionnelle.

Reçu docteur en médecine bien avant l'âge, Hahnemann ne se crut pas pour cela le droit de traiter des malades et de ne plus apprendre. Il avait tellement vu de systèmes vantés puis abandonnés par ses maîtres, qu'il n'avait pu encore asseoir son jugement sur une méthode à appliquer avec succès. Son trouble était tel, à ce sujet, qu'il le confessait hautement à tous, et ne dissimulait à aucun son profond étonnement d'avoir rencontré tant de rectitude, de vérité, dans les sciences, et si peu en médecine qui lui paraissait, pourtant, la plus nécessaire de toutes, puisqu'elle traitait de la vie des hommes.

Dans cette cruelle anxiété et quoique la pauvreté dût le forcer à la pratique. Il se mit en voyage pour visiter les universités et les célébrités médicales qu'il se proposait d'interroger et de suivre au lit des malades. Dans ces nouvelles études, son trouble et son étonnement dans le vide de doctrine, de méthode ne firent qu'augmenter, tant le chaos était général alors dans le *véritable art* de guérir !

Sa conscience de médecin responsable de la vie de ses frères, et sa foi de chrétien croyant fermement en un Dieu juste et souverainement bon, jetèrent un tel désespoir dans son âme, qu'il renonça, dès lors à la médecine plutôt que de pratiquer une profession aussi conjecturale, incertaine et dangereuse. Il reprit donc ses études en chimie, pour laquelle il avait montré tant d'aptitude, et se mit à chercher la dissolution de certains métaux, qu'on n'avait pas encore pu obtenir, pour les employer à *doses réduites* et sans danger pour les malades, si souvent victimes des doses ordinaires.

Sa première découverte en ce genre, fut la dissolution du mercure, qu'on désigna alors en pharmacie et en médecine sous le nom de *mercure soluble*

noir de Hahnemann. Dès lors son nom était acquis
à un des plus grands progrès et à la célébrité. Les
savants les plus distingués de l'Europe entrèrent en
relation avec lui, surtout les *Berzelius, Bethollei, La-
voisier,* etc. Mais celui qui se fit le plus remarquer
entre tous fut le fameux *Hufeland,* médecin du
grand Frédéric de Prusse. Il l'encouragea à continuer
ses travaux, et surtout ses recherches dans l'art de
guérir, qui, disait-il avait tant besoin de réforme.

Sur ces entrefaites, Hahnemann céda à d'honorables
instances et se maria avec la fille d'un pharmacien
chimiste, enthousiasmé de ses premières découvertes.
Mais ce mariage ne changea en rien la destinée vraiment providentielle de notre maître.

En effet, malgré ses travaux et ses succès en chimie, qui lui permirent d'obtenir par certains pro-
cédés la dissolution possible de l'or, du platine, de
l'étain, du fer, de l'antimoine, et de dépasser, sous
ce rapport le célèbre Paracelse, Hahnemann pensait
toujours à l'idée qui le dominait, savoir : *l'art de
guérir.* Souvent il se remettait à l'œuvre, mais il ne
découvrit rien de bon encore dans la voie où il cher-
chait.

Enfin son heure n'était pas encore arrivée, mais
elle allait sonner pour lui et pour le bonheur de
l'humanité.

De son mariage, en plusieurs années, lui naqui-
rent cinq enfants, deux fils et trois filles. Il était
alors dans un petit village, plus pauvre que jamais,
ses travaux et ses expériences ayant absorbé tout le
peu qu'il avait. La fièvre qui régnait dans le pays et
faisait beaucoup de victimes, n'épargna pas sa maison
dont la maladie et la misère offraient le tableau le
plus déchirant.

Nous quitterons la plume de l'historien, à cette
heure, pour laisser parler, à ce triste sujet, un
écrivain du plus grand mérite, M. Pitre-Chevalier,

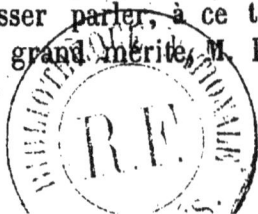

l'ex-directeur du *Musée des familles*, année 1856 nous prenons la fin de cet admirable article.

« Il est assis dans une pauvre chambre sans feu,
» par un hiver cruel. Les veilles et les soucis ont
» déjà ridé son large front, crispé ses traits délicats
» et brisé sa forte stature. Sa femme vient de le
» quitter en le maudissant comme le bourreau de sa
» famille ! sa voix gronde encore dans la pièce
» voisine et se mêle aux cris de trois enfants alités
» par la maladie ! quel tableau ! Le fils et la fille aî-
» nés sont restés avec lui pour le consoler, mais
» leur tendresse même est la lie la plus amère de
» son calice. Les chers petits anges ont froid et il ne
» peut les réchauffer qu'en les embrassant, sa dou-
» leur est extrême, mais son courage ne l'abandonne
» pas, et s'illumine tout à coup comme par un rayon
» d'en haut. En face de tant de douleurs il se con-
» centre en lui-même et tombant à genoux, il s'écrie
» dans ce moment suprême :

— « Est-il possible, ô mon Dieu que vous refusiez
» à votre créature des secours *certains* contre les
» mille maux qui l'assiégent ? Non ! vous êtes la
» sagesse et la bonté mêmes ! Vous avez permis au
» génie de l'homme de vaincre la nature, de comp-
» ter les astres, de traverser les mers, de gouver-
» ner, de diriger la foudre ! vous accorderez bien
» à l'amour d'un père le moyen de sauver ses en-
» fants ! »

» Le docteur se releva comme si une voix lui
» eut répondu. Il pressa ses enfants sur son cœur
» avec passion en s'écriant : — « Oui, je trouverai
» l'art de vous guérir ! Dieu le veut ! Dieu le veut !
» je le sens à ma force nouvelle. »

Ici, on peut le dire, l'homme était transformé, le Verbe s'était fait chair, et son esprit divin l'animait tout entier. Dieu venait de se choisir un nouvel élu pour l'accomplissement d'un de ses plus grands desseins.

Hahnemann se remit donc à l'œuvre.

«Hahnemann qui pour soutenir sa famille, tradui-
sait aussi en allemand, des ouvrages de médecine,
fut tout à coup frappé de trouver dans un auteur an-
glais, « Cullen, ces mots qui furent pour son génie
tout une révélation : « Il y a une fièvre produite par
le quinquina »

Les remèdes pouvaient donc produire des maladies.

Ce fait étrange et si nouveau, lui rappela, tout à
coup, ce qu'avait dit naguère en mourant, le célèbre physiologiste « Haller :

« Qui donc aura le courage d'étudier sur lui-même
« en santé, l'action des médicaments ? »

C'était, en effet, en y réfléchissant bien, le seul
moyen d'arriver à connaitre les propriétés réelles
des remèdes. Et ne fallait-il pas les connaitre ainsi ?
afin de ne pas les donner, à « contre temps » aux
malades auxquels ils pouvaient ajouter leurs « pro-
pres effets morbides. »

Et pourtant, depuis Hippocrate, « on n'avait jamais
étudié les remèdes que sur les malades; on avait
donc pu souvent, « mêler la maladie du remède à
celle du pauvre patient. »

Dans quelle profonde erreur, dans quel chaos on
avait dû marcher ! Et quelle série de maux on avait
dû accumuler sur la pauvre humanité !

Qu'y a-t-il donc d'étonnant que des hommes sérieux,
des célébrités médicales aient condamné les diverses
méthodes de guérir, et aient proclamé la nécessité
d'un immense progrès dans ce genre !

S'il y avait, de l'avis de tous, d'immenses richesses
acquises dans les diverses branches de l'art de guérir,
celle qui traitait spécialement des remèdes, de leur
méthode d'application, était « toute à refaire » Ce fut
donc à elle que Hahnemann se consacra désormais,
tout entier, en expérimentant sur «lui-même,» et
pendant plus « de quarante ans ! » les divers poisons
de la nature. »

Qui donc a jamais fait autant ?

C'est par le «quinquina» qu'il commença. Et pour
étudier avec rectitude et ne rien mêler ni confondre,
afin de n'attribuer qu'au remède les effets obtenus ;
il se mit à un régime des plus sévères, et s'observa
aussi sous le rapport moral.

Le succès couronna sa première expérience par

des accès de « fièvre intermittente» dont il fut atteint. Il reconnut donc la vérité proclamée déjà par «Cullen,» et confirmée plus tard à l'école de Paris, par le professeur Trousseau et bien d'autres.

Alors, bien pénétré de ce fait étrange : Que *la Quinine guérit la fièvre semblable à celle qu'elle produit*, il formula ces deux aphorismes fondamentaux :

« 1o Les remèdes produisent des maladies;
» 2o Les maladies guérissent par les remèdes qui » leur ressemblent le plus. »

Dès lors tout apparaissait lumineux, transfiguré au firmament de la médecine, et les ténèbres de la science de guérir se dissipaient comme les vapeurs de la nuit aux rayons éclatants du jour.

La médecine prenait donc rang parmi les sciences «exactes» et l'on pouvait, à chaque cas morbide, poser ce nouveau problème : « Une maladie étant donnée, » et l'action positive des remèdes étant connue ; » chercher et appliquer le remède le plus semblable » au mal. »

D'où l'aphorisme consacré par notre maître pour exprimer ce «devoir « indiquer ce « principe directeur : « Similia similibus curantur,» et le nom de : «Homœopathie,» ce qui veut dire : «Guérir par un «remède semblable. »

Arrivé à ce point de sa découverte, Hahnemann pénétrant, de plus en plus, le bien immense qui allait en jaillir sur l'humanité, put donc, lui aussi, au comble de la joie, s'écrier comme Archimède : « Eureka, Eureka ! J'ai trouvé, j'ai trouvé ! »

En effet, de ce jour solennel et unique dans la science médicale, la lumière était faite sur le monde de la souffrance comme elle l'avait été sur le monde de la création : « Fiat lux ! et Lux facta est. »

Pourtant, d'autres avant Hahnemann avaient entrevu ce curieux phénomène : Hippocrate, notre premier maître à tous, avait dit : « vomitus vomitu curatur, » le vomissement est guéri par le vomitif. Ailleurs encore il avait dit : « Per similia adhibita, morbi sanantur ; Par les « semblables ajoutés, les maladies guérissent. »

Ah, si cette voie salutaire avait été suivie ! Mais Galien vint plus tard, tout pénétré de l'esprit de lutte, d'antagonisme qui dominait au deuxième siècle, et qui proclama cette formule barbare, fatale :

« Contraria, contrariis curantur, » les maladies guérissent par les remèdes CONTRAIRES.

Depuis Galien, des hommes éminents, d'un jugement supérieur et d'un coup d'œil plus profond, entr'autres « Paracelse et Stalh » reconnurent et professèrent hautement : que « guérir par les contraires était faux. »

La vérité pour jaillir enfin rayonnante et sublime, des ténébres du passé, n'attendait donc plus qu'un génie supérieur à tous.

Jenner même, en découvrant que les paysannes de la Suisse, qui s'innoculaient le principe de la vaccine en trayant leurs vaches atteintes du « cowpox, » et se préservaient ainsi, de la petite vérole ; Jenner qui de ce fait étrange aussi en retira la nécessité absolue de la » vaccine, » n'avait pas compris que c'était là une loi de la nature, qui « guérit » d'un mal par un mal « semblable.» Hahnemann lui, devait le comprendre, et en formuler la vraie méthode.

Nous aurions bien à dire encore, sur ce grave sujet, mais il nous faudrait un volume et nous ne disposons plus que de quelques lignes ! force nous est donc d'abréger.

Hahnemann, en possession de la voie qu'il fallait suivre, y marcha donc hardiment sans s'arrêter un jour. Il étudiait, expérimentait sur lui, les remèdes avec lesquels il guérissait partout, et ce avec un tel succès, que les médecins et pharmaciens l'attaquèrent, le poursuivirent, parce « qu'il ne se servait ni de leurs systèmes ni de leurs remèdes. »

Chassé, longtemps, de ville en ville, que fût-il devenu ? sans la haute protection d'un prince, le Duc Regnaut « d'Anhalt-Kœthen, » qui l'appela près de lui, le nomma son médecin et son conseiller; et en le sauvant ainsi de tant d'injustes persécutions ; sauva peut-être de l'oubli, du néant ! sa précieuse découverte, « Quel enseignement pour les Grands de la terre ! »

Les principaux ouvrages de notre maître et que tout médecin, digne de ce nom, devrait lire et relire, chaque jour, furent d'abord les suivants :

1o « L'Organon de l'art de guérir, éléments complets de la doctrine.

1 « Vol. in-8o 1840.

2o « Matière médicale, propriété des médicaments, 3 vol. in-8o 1790 à 1820. »

Avec ces premiers documents, nos confrères pourront s'initier et se livrer à notre pratique, dans laquelle ils se perfectionneront, de plus en plus, et pourront nous surpasser bientôt.

Hahnemann publia bien d'autres travaux, et acquit bientôt une réputation européenne qui lui permit de jouir, enfin, du repos dont il avait tant besoin et de la pure gloire qu'il avait si bien méritée.

En 1835, veuf depuis longtemps, il se remaria à 80 ans avec une noble dame française qu'il avait guérie, et qui l'entraîna à Paris, où sa découverte le plaça au premier rang et lui permit de fonder son École. C'est alors que nous avons eu l'honneur insigne d'être admis à suivre son enseignement et à entendre son auguste parole.

Il mourut en 1843, à Paris même, à l'âge de près de 90 ans, des suites d'une chute qui abrégea certainement sa vie, car il jouissait encore de toutes ses facultés et consultait toute la journée.

Depuis cette époque, nous pouvons le dire hautement : Pendant que tous les autres systèmes s'éteignaient faute de partisans sérieux, convaincus, y compris celui même de Raspail, naguère encore si en vogue : la médecine de Hahnemann, « l'Homœopathie » a fait le tour du monde et y brille de plus en plus d'un éclat qui promet une longue durée. Nous ne saurions donc assez encourager nos confrères à s'y livrer ardemment, dans l'intérêt de « leur propre vie d'abord, » et de celle de leurs semblables ensuite.

C'est dans ce noble but que nous avons écrit ses lignes si incomplètes « dans un journal politique, n'en ayant pas d'autres; et bien convaincu que le fond dominant la forme, on nous pardonnerait ce péché pour lequel personne ne voudrait nous jeter la première pierre. »

Advienne donc que pourra ?

CONCLUSION

« Le monde marche et marche
« toujours.

« BOSSUET. »

Le progrès est la loi-motrice de l'humanité.

A mesure que le monde marche, le progrès se manifeste dans toutes les voies ouvertes à l'esprit de recherche, de création et de perfectionnement. Toutes les opérations de l'esprit humain démontrent, chaque jour et à chaque œuvre, un progrès réel sur le passé. Les sciences, les lettres, les beaux arts, l'industrie, l'agriculture, l'économie domestique et politique et l'*art de détruire* par les armes ; n'ont cessé de progresser de manière à étonner le monde. Seul l'*art de guérir* est resté stationnaire, dans un immobilisme navrant, pour ne rien dire de plus.

Expliquons-nous.

La médecine est une vaste science qui embrasse plusieurs branches, concourant toutes à ce qui en est le but réel : l'art de guérir.

Or, toutes ces branches scientifiques, on ne peut le nier, ont progressé successivement en participant, elles aussi, au mouvement général ; mais la plus importante de toutes, savoir : la *Thérapeutique*, est restée perdue dans le dédale d'une foule de systèmes et de méthodes, aussi conjecturales, incertaines les unes que les autres.

La thérapeutique tire son nom d'un mot grec qui veut dire *guérir*.

Tel est en effet et doit être l'unique but du médecin digne de ce nom. Elle embrasse dans sa science, l'étude spéciale des médicaments ou remèdes. Si cette étude est faussée, si les médicaments sont mal connus, s'ils ont été étudiés à faux : toute la thérapeutique est perdue dans le vague des connaissances empiriques et incertaines, et l'*art de guérir* est sacrifié, faute d'une certitude mathématique dans l'étude des médicaments.

Or, c'est là ce qui est arrivé depuis Hippocrate, malgré tout ce qui a été fait d'efforts prodigieux, en ce sens, pour arriver à la lumière, à la vérité.

Et ce n'est pas notre école qui, la première, a confessé cette lacune incontestable.

Ecoutez ce qu'en ont dit bien des célébrités :

Déjà depuis Galien jusqu'à Paracelse, on a gémi de l'incertitude de la Thérapeutique ; et depuis Stahl et Vanhelmout on n'a cessé d'en faire autant jusqu'à nos jours. Près de 14 à 15 siècles se sont passés dans cette disette désespérante de vrais remèdes.

De notre temps malgré d'admirables travaux et d'incessantes recherches, le même chaos n'est que trop à déplorer.

BICHAT, l'immortel auteur de l'*anatomie générale*, mort à 33 ans et placé au frontispice du Panthéon pour y représenter à la postérité l'honorabilité médicale, ne s'est-il pas écrié dans l'indignation de son âme d'élite :

« On dit que la pratique de la médecine des écoles
» est rebutante, je dis plus : elle n'est pas, sous cer-
» tains rapports, celle d'un homme raisonnable,
» quand on en puise les principes dans la plupart
» de nos matières médicales. » (*Anat. gén.*)

MAGENDIE, dans la séance du 8 juin 1856, à l'Académie, s'est écrié avec l'élan d'une conviction sincère :

« La science n'est pas faite en médecine : absence
» complète de doctrines scientifiques, absence de
» principes dans l'application de l'art, empirisme
» partout, voilà l'état actuel de la médecine ! »

« La matière médicale des écoles est encore une
» collection de conclusions trompeuses, d'annonces
» décevantes plutôt qu'une véritable science. »

Dr BARBIER.

« Enfin, est-ce qu'une main hardie ne viendra
« pas nettoyer cette nouvelle étable d'Augias. »

STHAL.

« Temps perdu ! la matière médicale ancienne
» est toute à refaire. »

BORDEU.

Qui donc a dit cela, est-ce nous ?

Non, non.

Ecoutez encore, pour en finir entre mille citations honorables que nous pourrions évoquer ici :

« Que de regrets on éprouve ! en voyant tant d'é-
» tudes, de veilles, de génie, dépensés pour obtenir
» d'aussi faibles résultats ! Que d'erreurs pour quel-
» ques rares vérités ! » Dr VALLEIX, *guide du médecin praticien*.

Couronnons ces tristes confidences par cette dernière :

« L'humanité devra de la reconnaissance au fon-
» dateur de l'Homœopathie, pour les conquêtes que
» son système fera sur ceux qui sont étrangers à la
» saine raison. Et je regrette de mourir, avant d'a-
» voir pu l'expérimenter comme elle le mérite. »

BROUSSAIS.

« La Doctrine la plus générale, la plus complète
» qui existe, est la doctrine homœopatique. »

MARCHAL DE CALVI.

En face de si tristes aveux partis de si haut, qui
donc oserait accuser l'école homœopathique, des efforts répétés qu'elle ne cesse de faire pour propager
sa doctrine ?

Notre honorable contradicteur, M. le Dr SÉGUY a
cru devoir nous engager à nous adresser aux corps
académiques, aux journaux de médecine ; nous lui
avons répondu à ce sujet :

1° Que notre école avait tout d'abord débuté par
là, sans avoir pu se faire entendre.

2° Que dans ces sortes de découvertes qui renver-
sent tout un passé, les académiciens redoutant, sans
doute, de perdre leur prestige, n'ont jamais songé
qu'à mettre la lumière sous le boisseau. L'histoire
est là pour le prouver.

Quelle voie nous restait-il donc pour ne pas som-
brer sous les coups injustes, et répétés des hauts et
puissants seigneurs de l'Autocratie en médecine ?

Une seule, celle de l'opinion publique, qui finit
toujours par remporter la dernière victoire.

C'est donc à elle que nous avons eu recours.

Quand aux reproches mal avisés de *réclame* et de
charlatanisme, nous les renvoyons à qui de droit,
attendu que la *vérité* est la seule qui n'en ait jamais
besoin.

De quoi s'agit-il au fond ? d'une seule chose : ser-
vir l'humanité souffrante à l'aide des meilleurs
moyens connus, expérimentés pour ce noble but.

Or, les moyens connus, expérimentés par le passé
et le présent même de l'école ancienne, étant con-
damnés par la science et l'opinion publique ; de quel
droit viendrait-on arrêter et condamner de généreux
efforts pour sortir de ce chaos indigne et désespérant ?

Et comment rester froid, indifférent en face de
ces belles paroles de notre maître, qui sont un su-

prême appel et réveil de toutes les nobles intelligences de notre profession :

« QUAND IL S'AGIT DE L'ART DE GUÉRIR, NÉGLIGER D'APPRENDRE EST UN CRIME. »

Que toute critique malveillante et surtout mal fondée, cesse donc, pour faire place à de nouvelles études, à de nouveaux dévouements, en faveur du progrès tant désiré en médecine, pour le bonheur de l'humanité !

Telle est notre dernière pensée, notre dernière prière.

Dr. F. PERRUSSEL, de Lyon.

Ce 20 Septembre 1872.

Post-Scriptum

RECOMMANDÉ TOUT SPÉCIALEMENT

Nous avons omis, pressé par le temps et le manque d'espace, de parler des maladies occasionnées par les médicaments de la pharmacie ordinaire, et qu'on appelle *maladies médicinales*, Elles sont en si grand nombre, et produisent tant d'infirmités et de victimes, que nous sommes forcés de les signaler en finissant.

On ne saurait croire ce que les *iodure* et *bromure de potassium* surtout ; les *opiacés*, la *quinine*, les *vesicants*, les *purgatifs* violents, etc., produisent de complication et de gravité dans tous les cas.

Les maladies attaquées par les drogues, se dénaturent, s'aggravent de mille symptômes qui les rendent incurables et très souvent mortelles.

Il serait donc de la plus grande utilité que les médecins y songeassent sérieusement.

Nous avons guéri dernièrement, en peu de temps, une femme âgée déjà, d'une constitution nerveuse, attaquée d'une congestion au cerveau par suite de névralgie, et menacée d'une apoplexie séreuse, imminente. Un atome de *belladone*, la cent millionième partie d'un grain a plus que suffi pour opérer cette cure qui a excité l'admiration et l'étonnement.

Et bien, un des médecins les plus distingués des

environs, très estimé et consulté à Valence, lui
avait prescrit l'ordonnance suivante, qu'on ne vou-
lut pas employer :

Arseniate de soude, 1 *centigram.*
Extrait de valériane, *quantité suffisante.*
Sulfate de quinine, 5 *centigram.*
pour faire 50 pilules. etc.; etc.

Pourquoi ces trois remèdes, quand un seul devrait
suffire ? Comment vont-ils se comporter dans l'es-
tomac, ce laboratoire vivant qui va être obligé de
le s préparer, développer, digérer et répandre dans
l'économie ?

Que va-t-il se passer, et qui le sait, des médecins
qui ordonnent de pareilles formules ? Aucun, nous
le soutenons et prouverons quand on voudra. Les
médicaments ne doivent jamais être administrés aux
malades, *avant d'avoir été étudiés sur l'homme
sain,* seule manière de les connaître,

Qui donc, de toutes les célébrités qui existent et
qui ont existé, a étudié sur l'homme en santé, *sur
lui-même* : l'arsenic, la valériane, le sulfate de quinine ? Aucune.

Et voyez : On nous accuse de ne donner que des
poisons ! Et la première ordonnance que nous trou-
vons, écrite par ces accusateurs, nos adversaires,
renferme de l'*arsenic* ! Et à quelle dose ?

Quand ces Messieurs prescrivent *un centigramme
d'arsenic* ; Nous, nous en prescrivons bien *moins que
la cent millionième partie !!!*

Donc, comptez, pesez, mesurez, et voyez la dif-
férence.

Et s'il y a des empoisonnements, quelque part,
dites-nous où ils sont ?

Vraiment nous ne saurions mieux finir, qu'en
appelant toute l'attention des malades et des gens
sérieux sur ce grave sujet ; et en répétant ces tristes
paroles d'un des premiers élèves de Broussais :

Pauvre médecine !
Pauvres médecins !
Pauvres malades !

Il était donc nécessaire qu'une réforme complète
s'opérât dans l'art de guérir

L'Homœopathie est cette réforme, et on peut s'y
livrer avec pleine confiance ; jamais elle ne peut
faire de mal, et elle guérit souvent quand l'autre
médecine ne fait que du mal.

Seulement, il faut la pratiquer avec tact, prudence, et ne pas trop répéter les doses ni les donner trop fortes ; les gouttes réussissent bien moins que les globules, et il faut toujours après chaque remède, attendre et laisser agir ; autrement on ne réussirait pas, et dans ce cas c'est la faute du médecin et non de l'homœopathie.

Notre vieille expérience nous donne le droit de parler ainsi.

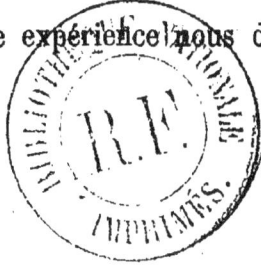

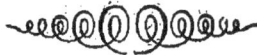

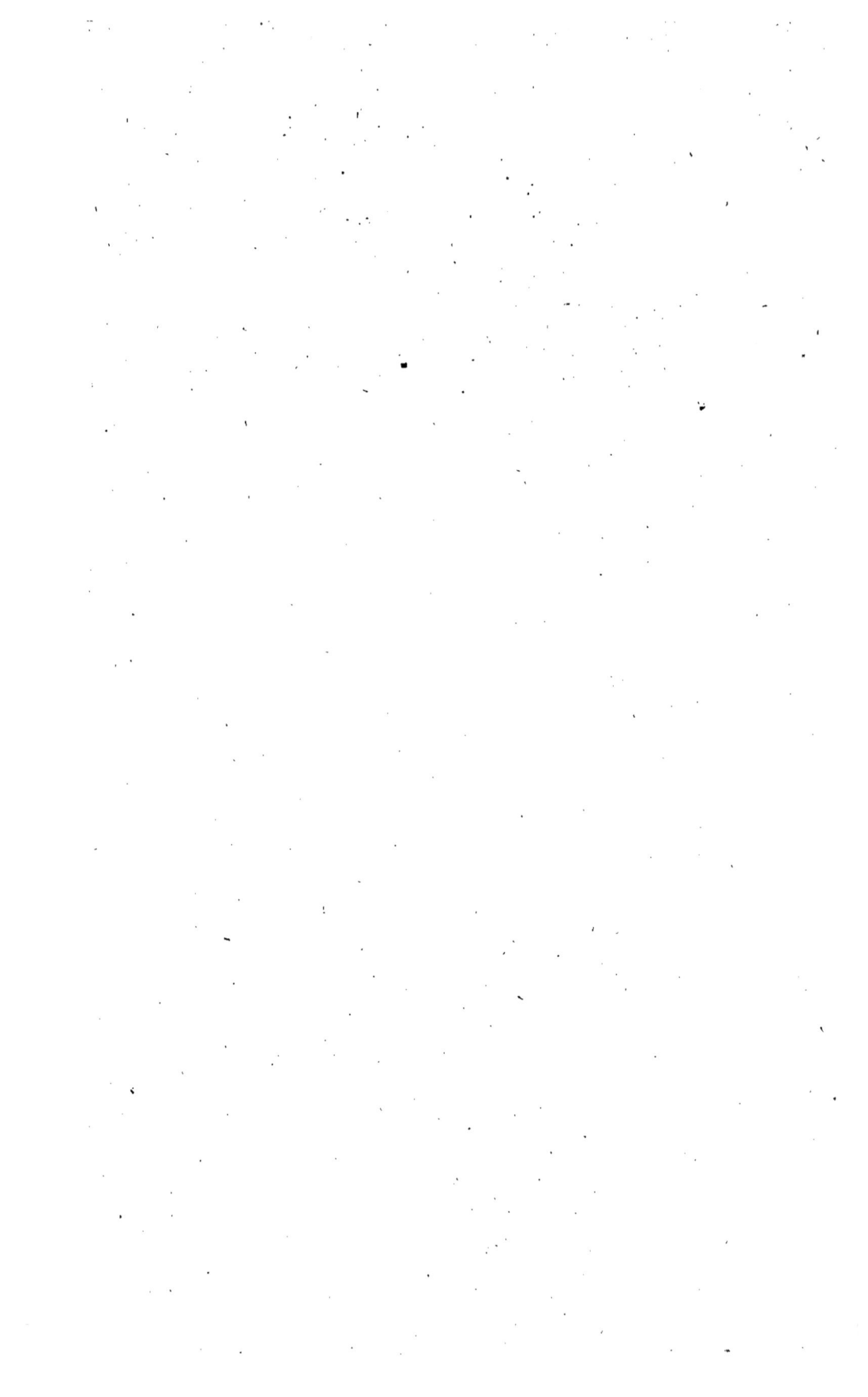

www.ingramcontent.com/pod-product-compliance
Lightning Source LLC
Chambersburg PA
CBHW070748210326
41520CB00016B/4626